FILTRATION

DES

Eaux d'Alimentation

DOCUMENTS DIVERS

RELATIFS AU

FILTRE D'EXPÉRIENCE

Établi à Châteaudun

JUIN 1906

CHÂTEAUDUN

Imprimerie de la Société du *Patriote* — H. Prudhomme, D.

1906

FILTRATION

Eaux d'Alimentation

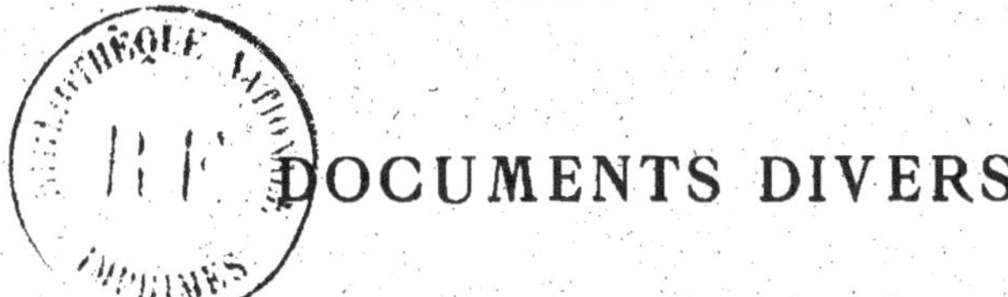

DOCUMENTS DIVERS

RELATIFS A UN

FILTRE D'EXPÉRIENCE

Établi à Châteaudun

JUIN 1906

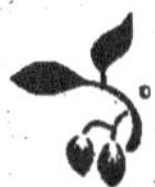

CHATEAUDUN

Imprimerie de la Société du *Patriote*. — H. PRUDHOMME, D^r.

1906

INTRODUCTION

Au mois d'avril 1905, la Municipalité de Châteaudun, se conformant au vœu exprimé par la Commission des Eaux du Conseil Municipal, lui présentait un projet d'utilisation du puits artésien.

Une double canalisation devait en distribuer l'eau, d'une pureté remarquable, mais malheureusement dix fois moins abondante qu'il n'aurait fallu, aux habitants de Châteaudun pour l'usage alimentaire seulement.

Ce projet de double canalisation dont l'administration municipale n'ignorait pas les défauts, mais qu'elle proposait pour donner satisfaction au désir bien légitime de ne pas laisser inutiles des travaux entrepris à grands frais, fut adopté par le Conseil Municipal.

Le dossier de cette affaire est actuellement soumis à l'examen du Ministre des Travaux Publics.

Mais, en même temps qu'elle établissait ce dossier, la Municipalité demandait au Conseil l'autorisation d'entreprendre un essai de filtration basée sur des principes et des idées nouvelles dont elle devait la connaissance à M. le Docteur Miquel, directeur du Laboratoire de Bactériologie de la Ville de Paris, à M. Mouchet, chef-adjoint du même Laboratoire, et à M. Léon Janet, ingénieur en chef des mines, conseil du Service des Eaux de la Ville de Paris.

Le Conseil Municipal voulut bien autoriser cette expérience.

Il est inutile de faire l'histoire des tâtonnements, des petits accidents inévitables du début.

L'expérience se poursuit de façon régulière depuis le mois de septembre 1905.

Grâce au concours de M. le Dr Miquel, de M. Mouchet (du Laboratoire de Bactériologie de la Ville de Paris), de M. Dimitri (chef-adjoint du Laboratoire du Conseil Supérieur d'Hygiène), nous avons pu connaître chaque semaine la teneur en bactéries de l'eau purifiée par notre filtre.

Ce sont les résultats de cette expérience que nous mettons aujourd'hui sous vos yeux dans un recueil de documents qui comprend :

1° Une note de M. Dimitri contenant plusieurs tableaux d'analyses.

2° Un tableau résumant toutes les analyses faites par MM. le Dr Miquel et Mouchet.

3° Une lettre du Maire de Châteaudun à M. le Préfet d'Eure-et-Loir, demandant l'avis du Conseil d'Hygiène départemental.

4° L'avis du Conseil d'Hygiène départemental.

5° Une note du Maire de Châteaudun en réponse à cet avis, avec le devis sommaire d'un filtre débitant 750 mc. par 24 heures.

Ces cinq pièces suffisent amplement à montrer l'intérêt de l'expérience entreprise et elles sont assez explicites pour dispenser de tout commentaire.

L. B.

EXPÉRIENCES

EFFECTUÉES SUR UN FILTRE A SABLE NON SUBMERGÉ

Etabli à Châteaudun

Par G. DIMITRI

Chef-Adjoint du Laboratoire du Conseil Supérieur d'Hygiène Publique

La purification des eaux d'alimentation constitue un des problèmes les plus importants que l'Hygiène ait à résoudre.

Les moyens qui ont été mis en œuvre pour parvenir à ce but appartiennent à deux groupes : les procédés de filtration et les procédés de stérilisation.

Jusqu'à maintenant, sauf dans quelques cas restreints, la filtration seule a été employée dans la pratique. Les installations de ce genre sont très nombreuses ; je n'insisterai pas sur les dispositifs variés qui ont été proposés, sauf pour faire remarquer qu'ils ne changent en rien le principe fondamental strictement observé : la submersion des couches filtrantes.

Quoiqu'ils aient pu rendre des services, notamment en améliorant les eaux de rivières, les filtres noyés ne donnent pas toutes les garanties de pureté que l'on doit exiger des eaux d'alimentation. En effet, ils ne font que réduire plus ou moins le nombre des germes contenus dans l'eau traitée ; ils n'assurent en aucune façon la disparition continue des espèces suspectes ou pathogènes ; leur efficacité, même relative, est tributaire de conditions insaisissables et quelquefois en contradiction absolue avec les vérités scientifiques.

M. Kemna, en parlant de la biologie du filtre à sable au premier Congrès de l'Association générale des Ingénieurs et Hygiénistes Municipaux, s'exprime comme il suit :

« En matière de filtres, il faut donc se garder de raisonner si « l'on ne veut arriver à des conclusions dont le contraire seul serait « juste et équitable..............En principe, il semblerait que la « propreté doive régner dans tous les appareils relatifs aux distribu- « tions d'eau, et que l'eau sera d'autant meilleure que ces appareils « seront plus propres. En matière de filtre, ce principe constitue une « lourde erreur. »

Comment envisager la question après de tels avertissements ? Il est indiscutable, et les résultats obtenus dans la pratique sont faits pour le démontrer, qu'on n'a pas de garanties suffisantes en employant de tels modes d'épuration.

Les procédés de stérilisation s'opposent à ces premiers par leur incontestable efficacité. Les bons résultats qu'ils ont donnés au cours des études de contrôle faites sur des installations d'essai sont manifestes. Je ferai remarquer cependant qu'en raison de leur mode de fonctionnement même, ils nécessitent des forces, appareils, surveillances, contrôles qui ne sont pas à la portée des petites communes. Ces dernières sont d'autant plus intéressantes que leur nombre est considérable, qu'elles représentent la totalité des populations rurales, et qu'elles n'ont en général à leur disposition que des eaux de puits souvent contaminés ou de nappes superficielles insuffisamment protégées.

En outre, il y a un point qui n'a pas été étudié, celui de savoir si l'introduction dans l'organisme de traces des substances stérilisantes employées est sans danger pour la santé publique.

L'Hygiène a trop souvent délaissé le concours de la Biologie et de la Physiologie alors que ces dernières devraient sans cesse contrôler la Chimie et la Bactériologie lorsqu'elles sortent de leur terrain propre pour contribuer à résoudre les questions en relation intime avec la vie humaine.

Peut-être doit-on reprocher à ces modes de filtration et de stérilisation de trop s'éloigner des moyens mis en œuvre par la nature pour débarrasser les eaux, toutes superficielles à l'origine, des pollutions qu'elles subissent inévitablement.

Suivre la nature, c'était l'imiter dans ses procédés d'élaboration des nappes aquifères en obéissant aux lois qu'elle suit elle-même ; c'était la remplacer quand des perturbations accidentelles, nées des conséquences mêmes de la vie, sont venues rompre l'harmonie de ses effets.

J'ai été conduit ainsi à considérer des travaux récents encore trop peu connus, auxquels il convient de rendre l'hommage qu'ils méritent tout en faisant quelques observations qui me paraissent favorables à leur perfection. Je ferai un exposé rapide de la question suivi des résultats des expériences de contrôle que j'ai faites et que je poursuivrai le plus longtemps possible.

Filtration naturelle par le sable non submergé

Le principe de cette filtration est naturel et résulte simplement de l'observation judicieuse du mécanisme de formation des eaux souterraines.

C'est Thiem qui eut la première idée de créer artificiellement une nappe aquifère dans un terrain perméable. Il proposait à cet effet, en 1888, pour l'alimentation de Stralsund, de faire infiltrer l'eau d'un lac au travers des couches d'un terrain sablonneux.

Richert, Ingénieur Suédois, a fait deux applications de ce principe, à Gothembourg et à Uddevalla.

La Ville d'Amsterdam a songé également à recourir à ce moyen ; le projet a été abandonné, les conditions locales n'ayant pas paru suffisamment favorables à la Commission chargée de l'étudier.

Dans tous les cas cités, il y a eu utilisation des conditions naturelles du sol pour procéder à l'épuration de l'eau mais toujours par un apport massif de celle-ci sur les couches filtrantes. En un mot il y a eu submersion des terrains avec tous les inconvénients qui peuvent en résulter.

C'est M. Léon Janet qui a proposé de parfaire ces conditions en réalisant une distribution d'eau intermittente comparable à la pluie, mais dont il serait possible d'entretenir et de régler les effets pour obtenir un débit utilisable. Il insiste sur la nécessité de ne *jamais noyer les couches* afin de bénéficier aussi largement que possible des avantages de l'oxydation.

M. Janet a proposé récemment de produire ainsi de l'eau pure en utilisant la butte de Montmorency constituée par une couche de 5o mètres d'épaisseur de sables de Fontainebleau sur fond imperméable marneux. L'eau filtrée serait l'eau de l'Oise.

Enfin, MM. Miquel et Mouchet ont appliqué cette idée non plus en cherchant à faire de la suralimentation des nappes naturelles, mais en constituant des filtres à sable où la distribution de l'eau est faite d'une façon spéciale ne permettant jamais au sable de surface d'être submergé. Ils ont effectué sur divers appareils disposés à cet effet des expériences extrêmement probantes dont les résultats ont été mentionnés dans les Annales de l'Observatoire de Montsouris.

Pour exposer et discuter avec clarté les avantages des filtres à sable non submergé sur les filtres à sable noyé, je ferai un exposé rapide des inconvénients présentés par ces derniers.

I. Influence de la Submersion sur l'Aération des Couches filtrantes. — L'air de toute la masse filtrante est déplacé au moment de la mise en marche du bassin puis l'eau recouvre le sable d'une couche épaisse qui l'isole définitivement du contact de l'air. Ce dispositif, destiné à purifier l'eau, et où l'on s'applique de son mieux à faire disparaître l'oxygène semble à première vue un contre sens énorme : c'est la création d'un milieu privé complètement d'air (en dehors de celui en dissolution dans l'eau) comme si l'on se proposait d'établir une épuration anaérobie. On a tellement compris le manque de comburation dans les filtres ainsi établis que tout en persévérant à employer l'immersion préjudiciable, on a invoqué en compensation l'intervention de la membrane biologiqne, intervention bienfaisante surtout en raison de l'oxygène produit par les algues entrant dans sa constitution. Pourquoi recourir à des algues, dont il faut attendre d'abord la multiplication abondante, puis à la merci desquelles on restera constamment assujetti, pour produire de l'oxygène qui existe si simplement dans l'atmosphère qui nous environne?

Le rôle de la membrane ne saurait en effet dépasser celui de cette oxygénation. On ne peut la considérer comme une barrière d'arrêt indispensable car il est démontré, d'une façon absolue, que l'on peut s'en passer entièrement et obtenir la filtration aussi efficace d'eaux même très contaminées.

Il suffit de considérer les résultats des filtres rapides dits « américains » et ceux qui ont été obtenus dans les essais de filtration non submergée par MM. Miquel et Mouchet. J'ajouterai les observations que j'ai pu faire sur un filtre non submergé en service d'essai à Châteaudun. Du reste, si cette membrane produit de l'oxygène à la surface des couches filtrantes, n'y apporte-t-elle pas des quantités de matières organiques considérables, résultant de la mort des nombreuses cellules d'algues et de leur désintégration organique par les bactéries fixées en cette région. La nature prend-elle le soin de constituer des membranes pour l'épuration des eaux par le sol ; les eaux recueillies pures doivent-elles leurs qualités à la présence d'une membrane concourant à leur filtration ?

N'y a-t-il pas sans cesse à la surface du sol des actions destructives entièrement incompatibles avec une telle hypothèse ? Ce que nous trouvons en revanche de prédominant dans les conditions naturelles c'est l'intervention aussi large que possible de l'oxygène atmosphérique, c'est la combustion des matières organiques au contact de cet oxygène, c'est l'apparition des phénomènes résultant de cette oxydation énergique : la nitrification et l'épuration bactérienne.

L'intervention bienfaisante de l'oxygène a été mise à profit dans les installations de *filtration noyée intermittente* notamment à Lawrence ; mais les résultats obtenus n'ont pas été encourageants. Il n'est pas surprenant de le constater quand on voit que la méthode suivie a été de submerger le sable pendant 12 heures puis de le laisser à sec au contact de l'air pendant 12 autres heures. La période d'immersion de 12 heures se ressentait des mêmes inconvénients quoiqu'atténués que ceux résultant de l'immersion continue. D'autre part, l'arrêt des filtres pendant 12 heures nécessitait une augmentation double du débit pendant la période de fonctionnement sous peine d'étendre considérablement la superficie des bassins. Le principe n'a en somme été qu'entrevu et les résultats de ces mesures incomplètes ont provoqué une désillusion que l'on aurait pu prévoir avec des intermittences aussi prolongées.

II. Rôle des Parois des Filtres noyés. — L'influence de la paroi, dans les filtres noyés, est considérable et il faut lui attribuer, en grande partie, le passage des germes de l'eau brute dans l'eau filtrée. Il s'établit, en effet, entre le sable, si bien tassé qu'il puisse être, et la paroi, une solution de continuité et le cheminement continuel de haut en bas d'une lame mince d'eau qui glisse en quelque sorte le long de cette paroi en échappant à l'action épuratrice du sable. Le phénomène se produira toujours et sera d'autant plus appréciable que la charge d'eau sera considérable. Il est tout naturel que sous l'effet de cette charge l'eau cherche à pénétrer de préférence le long de la paroi où elle rencontre une résistance beaucoup plus faible que pour traverser les couches de sable. Il faut noter aussi que l'influence de la paroi sera d'autant plus appréciable que la surface filtrante sera plus petite et inversement. La membrane biologique, dont on peut discuter l'intérêt en bien des points, possède cependant à ce sujet une efficacité, celle de former une sorte de joint entre la paroi et le sable, présentant une résistance suffisante pour arrêter en partie les germes. Encore une raison pour redouter les dislocations ou ruptures de cette membrane et une explication aux mauvais rendements d'épuration des filtres lors de ces ruptures.

III. Conduite des Filtres noyés. — Les filtres noyés n'arrivent à donner des résultats d'épuration sensibles que grâce à l'observation de certaines règles pour leur formation et à une étroite surveillance de leur conduite. Les perturbations apparaissent dès que l'on néglige ou que l'on omet certaines précautions, chose qui se produit inévitablement dans toutes les installations. Certains auteurs ont énoncé les conditions dans lesquelles ils doivent fonctionner pour donner ce que l'on doit en attendre. Dans les trop nombreux cas où les résultats d'épuration ont été mauvais, ils se sont empressés de trouver une explication complète des troubles survenus en invoquant les écarts aux règles énoncées par eux.

Il est très intéressant d'expliquer certaines choses ou d'essayer au moins de les expliquer ; je trouve que le mal produit n'en existe pas moins qu'il se reproduira le plus souvent en dépit des indications données et pour des causes nouvelles d'autant que l'intimité des phénomènes n'a pas été perçue la plupart du temps.

Les procédés qui donneront à l'hygiène toutes les garanties qu'elle réclame, toute la régularité dans un fonctionnement auquel se rattache étroitement la santé des populations, ne seront jamais ceux tributaires d'autant d'aléas, même quand on peut expliquer ceux-ci et les combattre, trop tard naturellement.

L'ensemble de ces causes, qui ne sont que les principales, explique suffisamment les mécomptes observés dans l'application en grand de la filtration telle qu'elle a été appliquée jusqu'à maintenant. Les résultats que l'on donne comme étant les meilleurs sont loin d'être satisfaisants et l'on peut dire qu'au prix de sacrifices énormes, on n'est parvenu qu'à améliorer relativement l'eau d'alimentation. On constate, par le contrôle bactériologique, les irrégularités fréquentes de la filtration noyée constituant un danger permanent. Quand on a pu, en effet, observer le mauvais fonctionnement d'un bassin, des milliers de mètres cubes ont déjà pu passer dans la distribution et répandre librement les germes pathogènes redoutés. Il est évident que le but n'est pas atteint ainsi et aucun raisonnement ne peut défendre une telle insuffisance. Bien plus encore, le danger augmente, né de la confiance inspirée par le traitement et de l'emploi grâce à ce traitement imparfait d'eaux contaminées qui seraient impitoyablement rejetées de l'alimentation publique par les hygiénistes.

Filtres à sable non submergé

La description sommaire du filtre à sable non submergé suffira pour montrer que ces inconvénients disparaissent totalement et faire remarquer l'harmonie du mode de pénétration de l'eau dans la masse filtrante avec les processus naturels : J'indiquerai plus tard dans cette étude les écarts et oublis qui ont été commis dans cette reproduction que l'on doit s'efforcer de rendre parfaite. Je considère en effet qu'ils constituent une infériorité préjudiciable au rendement des appareils.

Le filtre à sable non submergé, décrit par MM. Miquel et Mouchet, est constitué par une cuve étanche. Le fond est disposé en drains assez volumineux pour la collection des eaux filtrées. Au-dessus de ces drains est placée une couche de sable fin et homogène de 1 m. à 1 m. 20. Ce sable peut être du sable de Fontainebleau mais on pourrait lui reprocher en pratique de former des amas gréseux peu perméables. Un sable de rivière tamisé de 1 à 1,5 millimètre donne de très bons résultats. Ce sable est tassé convenablement ; il ne doit pas contenir de canaux, il s'appuie latéralement contre les parois de la cuve de soutien. Jusqu'ici rien de plus que dans les procédés à sable submergé. Où la différenciation s'établit et présente un intérêt capital, c'est dans la disposition des couches et la répartition de l'eau sur ces couches. Le mode idéal serait de pouvoir réaliser une véritable pluie réglée de telle sorte que, le débit et la perméabilité du filtre étant supérieurs, il n'y ait jamais d'excès d'eau à la surface du sable. Il serait fort difficile de parvenir à des conditions aussi parfaites, aussi se borne-t-on à créer un réseau de conduites un peu au-dessus du sable avec des petits ajutages placés à environ o m. 25 les uns des autres et déversant l'eau à filtrer en la répartissant en un grand nombre de points. Le réglage d'arrivée étant fait convenablement, on constate que l'eau ainsi distribuée disparaît instantanément dans la masse sableuse sans séjourner en nappe à sa surface. A peine se forme-t-il en chaque point une petite flaque de quelques centimètres qui indiquera précisément, lorsqu'elle tendra à augmenter, que la surface filtrante est colmatée et nécessite un grattage sous peine d'immersion du sable.

Le filtre doit être d'ailleurs dans l'obscurité afin d'éviter le développement des algues qui serait très préjudiciable. Nous sommes loin de la membrane biologique indispensable. Quand l'eau présente une turbidité appréciable, il est nécessaire de procéder à une préfiltration au moyen d'un dispositif semblable, à plus grand débit, de façon à réduire son étendue. Il ne s'agit en effet que d'arrêter les corps solides et préserver le filtre d'un colmatage trop rapide. Dans de telles conditions, ou lorsque l'eau à traiter est naturellement assez limpide, le filtre peut fonctionner fort longtemps sans être nettoyé. Le nettoyage est d'autre part très simple et très court : il suffit d'arrêter l'eau, de retirer quelques centimètres de sable, et de les remplacer par du sable propre ; cela fait, le filtre peut être remis immédiatement en marche.

Dans les essais très méthodiques qu'ils ont pratiqués, MM. Miquel et Mouchet ont démontré que ces arrêts et remises en marche n'avaient aucune répercussion appréciable sur la teneur en germes de l'eau filtrée. Voilà un avantage d'un grand intérêt et qui montre l'élasticité et la sécurité de fonctionnement d'appareils ainsi établis. N'en est-il pas ainsi dans la nature : les intermittences de pluie et de sécheresse influencent-elles la pureté des nappes souterraines en terrains perméables mais compacts comme le sable homogène ? Toutes les observations montrent le contraire et il est admis universellement que seuls les terrains fissurés peuvent être incriminés lorsqu'il y a contamination de ces nappes.

Un filtre disposé selon ces indications et en pleine marche présente une surface en apparence complètement à sec dans laquelle on voit pénétrer un certain nombre de minces filets d'eau absorbés aussitôt par le sable. Ce fonctionnement est surprenant et semble paradoxal, car on obtient ainsi un débit d'eau filtrée égal à celui que donne un bassin à sable noyé sous un mètre d'eau en tous ses points.

On voit dans ces conditions quelle peut être l'intervention de l'oxygène dans la marche de l'épuration : son contact continuel et abondant avec la surface du sable, sa pénétration facile dans la masse perméable, l'intimité qui s'établit entre les particules d'eau et cet oxygène. Les deux actions, filtration et oxydation, marchent de pair et non plus par intermittence comme dans les essais faits à Lawrence. C'est dire que toute l'eau à traiter aura participé également aux avantages de l'oxydation.

Le rôle malheureux de la paroi, dont j'ai parlé précédemment pour les filtres noyés, est ici complètement différent. En effet l'eau distribuée méthodiquement par petits déversoirs et ne recouvrant jamais le sable ne peut gagner cette paroi que si elle a franchi une distance appréciable dans les couches de sable. On prend soin à cet effet de ne pas distribuer d'eau dans le voisinage de cette paroi, par exemple en éloignant d'elle le réseau de distribution de o ^{m} 35. On peut encore augmenter cette distance à franchir en élevant le sable humide et tassé au-dessus du bord supérieur de la paroi d'une hauteur de o ^{m} 25 ou o ^{m} 3o et en lui donnant une forme pyramidale tronquée pour assurer sa stabilité. On parvient ainsi à obtenir la disparition complète des lames d'eau cheminant entre sable et paroi sans participer à l'épuration. Ce que l'on peut dire seulement, c'est que cet avantage peut s'atténuer et disparaître au fur et à mesure de la pénétration de l'eau dans la profondeur. Cette disposition a cependant donné des résultats bactériologiques très satisfaisants.

Je crois devoir ajouter qu'il y aurait lieu de modifier ces dispositifs de telle sorte qu'ils fussent en conformité plus grande avec la nature. Je conseillerais notamment d'étudier les moyens propres à atténuer au maximum l'effet de la paroi, comme pour isoler une coupe idéale sans limites au milieu d'un sol sableux. Ce que je crains par dessus tout, ce sont les drains, si minimes qu'ils soient, avec les rentrées d'air contaminé inévitables dans leurs cavités ou par la pullulation d'espèces épiphénoménales comme les ont définies MM. Miquel et Mouchet. Il s'agit, à mon avis, de constituer une véritable nappe aquifère, c'est-àdire noyer les couches inférieures sans drains et adapter ensuite un dispositif de captation analogue à ceux employés pour capter les nappes naturelles en terrains sableux. Je sais qu'il y a quelquefois inconvénient à modifier des dispositifs qui ont déjà fait leurs preuves, mais je pense qu'il est possible de faire mieux encore et que les efforts ne doivent pas se ralentir en présence des résultats acquis.

Essais sur un filtre à sable non submergé établi à Châteaudun

La première application de la filtration au sable non submergé d'après les indications de MM. Miquel et Mouchet a été faite en 1905 par la Ville de Châteaudun. Le filtre qui était destiné à des expériences de contrôle commencées en 1905 et qui se poursuivent encore, a été établi par les propres soins de M. Louis Baudet, Maire de Châteaudun.

C'est sur sa demande que j'ai commencé en novembre 1905 des essais chimiques et surtout bactériologiques que je crois devoir exposer aujourd'hui et que je compte suivre le plus longtemps possible encore.

L'eau traitée est celle d'une source, dite « Fontaine Ronde », située dans l'agglomération.

Le débit de cette source est de 1,000 mètres cubes par 24 heures : elle serait utilisée pour desservir 5,000 habitants environ.

« Elle sort de la craie sénonienne. Les assises constituant les « coteaux qui dominent la vallée du Loir comprennent, en partant du « haut, le calcaire de Beauce aquitanien, plus ou moins meuliérisé, ou « l'argile à silex, produit sans âge déterminé, de la décalcification de « la craie par les eaux météoriques, puis la craie sénonienne, la craie « turonienne, qui n'affleure que par places. Les couches géologiques « sont presque horizontales, ne présentant que de grandes ondulations « synclinales et anticlinales avec faible pente.

« Aucun de ces terrains ne constitue un bon filtre naturel. Les eaux « d'infiltration gagnent rapidement la nappe souterraine, par de « grandes diaclases verticales, et ne s'épurent que par décantation, « dans leur parcours horizontal, à travers les fissures de la craie. Aussi « les sources jaillissant à la base de ces coteaux sont-elles exposées « à de graves contaminations lorsqu'une agglomération importante se « trouve dans le périmètre d'alimentation. C'est le cas pour la Fontaine « Ronde, qui jaillit au pied même de la ville de Châteaudun. La « situation est encore de beaucoup aggravée par l'existence de nom-

« breux puisards conduisant directement les eaux usées à la nappe
« souterraine. » (1)

L'eau de la Fontaine Ronde subit des modifications sensibles dans
sa composition chimique et les esssais bactériologiques répétés démon-
trent qu'elle est souillée par des infiltrations d'eaux superficielles contaminées. On y remarque d'une façon permanente un grand nombre de
germes ainsi que les espèces putrides et le coli-bacille.

La Ville de Châteaudun n'est parvenue à se procurer des eaux pures
qu'en établissant des forages artésiens qui malheureusement donnent un
débit d'eau insuffisant.

Monsieur le Maire de Châteaudun s'est ému à juste titre de la situation sanitaire ainsi créée ; redoutant le retour d'épidémies comme celle
de fièvre typhoïde ayant sévi en 1896, il a établi ce filtre d'essai, d'une
importance démonstrative suffisante, mesurant 16 mètres carrés de
superficie et donnant 37 mètres cubes d'eau par 24 heures.

Les caractéristiques du filtre sont les suivantes :

Sable de Fontainebleau pris à Saint-Martin de Brethancourt (Seine-
et-Oise).

Hauteur du sable au-dessus des drains : 1 m. 20.

Drainage par dalles filtrantes de la Ville de Paris de 0 m. 07
d'épaisseur.

Surface du filtre : 4 m. sur 4 m. = 16 m. carrés.

Distribution de l'eau par 168 orifices équidistants.

Débit à la minute : 26 litres.

Débit par 24 heures : 37 mètres cubes 4.

Débit par mètre carré filtrant et par 24 heures : 2 m. c. 4.

Eloignement des déversoirs des parois : 0 m 35.

Ce bassin filtrant est disposé au-dessus du sol de façon que l'écoulement de l'eau soit à niveau. Il a été établi dans une pièce où l'obscurité
est maintenue pour éviter le développement des algues. L'aération est
assurée d'une façon suffisante.

Mes premiers essais effectués tant sur l'eau brute que sur l'eau
filtrée remontent au 21 novembre 1905 ; j'exposerai tous les résultats
comparatifs obtenus depuis cette époque jusqu'au 15 mai inclus ce qui
représente environ sept mois d'expériences suivies.

---

(1) Ces renseignements géologiques sont de M. Léon JANET, qui a bien voulu
me les communiquer pour l'étude des eaux de la Fontaine Ronde.

Eau de la Fontaine Ronde avant et après Filtration

DATE des Prélèvements	EAU BRUTE		EAU FILTRÉE (1)	
	Nombre de germes par cc.	SPÉCIFICATION	Nombre de germes par cc.	SPÉCIFICATION
21 nov. 1905.	1498	Micrococcus aurantiacus, m. luteus, m. ureae, Bacillus aerophilus, b. flavus, b. fluorescens liquefaciens, *Bactéries putrides, Coli-Bacille.*	4	Micrococcus aurantiacus, m. ureae.
27 nov. 1905.	1918	Micrococcus luteus, m. ureae Bacillus aurantiacus, b. fluorescens liquefaciens, b. fluor. non liquef., Bacterium termo, *Bactéries putrides, Coli-Bacille.*	6	Micrococcus ureae, Bacillus aurantiacus, b. fluorescens non liquefaciens.
14 janv. 1906	300	Levure rose, Micrococcus candicans, m. ureae, Bacterium termo, Bacillus aureus, *Bactéries putrides, Coli-Bacille.*	3	Aspergillus flavus, Levure blanche, Bacillus aureus, b. fluorescens liquefaciens
5 févr. 1906	1130	Micrococcus aurantiacus, m. luteus, Bacillus flavus, b. fluor. liquef., b. fluor, non liquef., *Bactéries putrides, Coli-Bacille.*	2	Micrococcus luteus, Bacillus fluorescens liquefaciens et non liquefaciens.
12 févr. 1906	970	Micrococcus aurantiacus, m. luteus, Bacterium termo, Bacillus aerophilus, b. albus b. fluor. liquefaciens, *Bactéries putrides, Coli-Bacille.*	3	Micrococcus citreus, Sarcina citrina, Bacillus brunneus, b. mesentericus ruber.
19 févr. 1906	1029	Micrococcus luteus, m. roseus m. ureae, Bacterium termo, Bacillus aerophilus, b. aureus, b. fluorescens liquefaciens et non liquefaciens, *Bactéries putrides, Coli-Bacille.*	4	Micrococcus aurantiacus, Bacillus fluor. liquef. et non liquef.
26 févr. 1906	1481	Micrococcus ureae, Bacillus albus, b. aureus, b. flavus b. fluor. liquef. et non liq. *Bactéries putrides, Coli-Bacille.*	3	Micrococcus luteus, Bacillus aquatilis, b. brunneus.
5 mars 1906	1368	Micrococcus aquatilis, m. luteus, Bacterium termo, Bacillus flavus, b. fluor liquef. et non liquef., b. subtilis, *Bactéries putrides, Coli-Bacille.*	5	Micrococcus aquatilis, Bacillus fluorescens liquefaciens et non liquefaciens.
12 mars 1906	601 + 330 moisissur.	Aspergillus albus, Micrococcus aquatilis, m. ureae, m. aurantiacus, m. luteus, Bacterium termo, Bacillus aureus, b. fluorescens liq. et non liquef., *Bactéries putrides, Coli-Bacille.*	4	Leptothrix nigra, Micrococcus aquatilis.

(1). Les recherches spéciales de *bactéries putrides, coli-bacille, bactéries pathogènes,* effectuées pour chacun de ces prélèvements sur 110 cc. d'eau ont donné des résultats négatifs.

CHATEAUDUN — FONTAINE RONDE

	19 MARS BRUTE	19 MARS FILTRÉE	26 MARS BRUTE	26 MARS FILTRÉE	2 AVRIL BRUTE	2 AVRIL FILTRÉE	9 AVRIL BRUTE	9 AVRIL FILTRÉE	
O. dissous 1er Poids	»	»	12.625	12.375	12.500	12.875	12.000	11.625	1.
— 1er Vol.	»	»	8cc.827	8cc.652	8cc.741	9cc.003	8cc.384	8cc.128	2.
$Az\,O^3H$	»	»	26.7	26.7	25.8	25.4	26.7	26.3	3.
Nacl	»	»	32.0	32.0	33.0	33.0	33.0	33.0	4.
D.alcalimétrique	»	»	21d2	21d2	21d2	21d2	21d9	21d2	5.
Germes par cc	1137 + 710 muc.	5	138 + 157 muc.	2	293	4	413	4	6.
Espèces	M. mucedo	A. niger	A. niger	P.glaucum	B.flavus	M. mucedo	M. mucedo	M.luteus	7.
	M.aquatilis	M.radiatus	P.glaucum	M.aquatilis	B.fluor.liq.	B.aquatilis	B.termo	B.brunneus	8.
	M. ureae	B.fluor.liq.	M.aquatilis		B.fluor.putr.		B.aerophilus	B.fluor.p. (liq.)	9.
	B. termo		B.termo				B.aureus		10.
	B.aureus		B.flavus				B.fluor.liq.		11.
	B.fluor.liq.		B.brunneus						12.
	B.fluor.putr.		B.fluor.liq.						13.
Bactéries.putrid.	+	O	+	O	O	O	O	O	14.
Coli-bacille	+	O	+	O	O	O	O	O	15.
B.Ph.100cc eau	+	O	+	O	+	O	+	O	16.
B.Ph. 1cc »	+	O	O	O	O	O	O	O	17.
B.O. 1cc » 30'	+	+	+	+	+	+	+	O	18.

	18 AVRIL BRUTE	18 AVRIL FILTRÉE	24 AVRIL BRUTE	24 AVRIL FILTRÉE	1er MAI BRUTE	1er MAI FILTRÉE	8 MAI BRUTE	8 MAI FILTRÉE	15 MAI BRUTE	15 MAI FILTRÉE	
	11.500	11.750	12.125	12.500	11.750	12.750	10.250	10.500	11.000	11.625	1.
	8cc.040	8cc.214	8cc.477	8cc.741	8cc.214	8cc.915	7cc.166	7cc.340	7cc.688	8cc.128	2.
	22.3	22.3	22.0	22.0	22.3	22.3	27.2	27.2	28.3	28.3	3.
	33.0	33.0	33.0	33.0	33.0	33.0	34.0	34.0	32.0	32.0	4.
	20d8	20d8	20d8	20d8	20d8	20d8	21d5	21d5	21d5	21d5	5.
	304 + 2100 muc.	5	238	1	273	2	356	3	575	2	6.
	M. mucedo	P.glaucus	M. mucedo	Asp. flavus	P.glaucum	M.aureflavus	M.mucedo	M.aquatilis	M.mucedo	B.sandicans	7.
	B. termo	M.aquatilis	M.aquatilis	P.glaucum	M.aquatilis	B.lactique	M.aquatilis	B.aureflavus	B.aureflavus	B.lysodeik.	8.
	B. albus	M.luteus	M.luteus	B.fluor.liq.	M.aureflavus		M.luteus		M.lutens	B.aerophilus	9.
	B. aureus		M.aureflavus		M. ruber		M.aureus		M.aureflavus		10.
	B.fluor.liq.		B.fluor.liq.		B.fluor.liq.		B.fluor.liq.		B.fluor.liq.		11.
			B.lactique		B.fluor.putr.		B.fluor.putr.		B.mycoides		12.
									D.viscosus		13.
	O	O	O	O	O	O	O	O	+	O	14.
	O	O	+	O	+	O	+	O	+	O	15.
	+	+	+	O	+	O	+	O	+	O	16.
	O	O	O	O	+	O	+	O	+	O	17.
	+	+	+	O	+	+	+	O	+	O	18.

Voir la Note explicative à la page suivante

NOTE EXPLICATIVE DU TABLEAU PRÉCÉDENT

Dans ce tableau, les signes + et O ont la signification suivante :

En face des lignes *Bactéries putrides, coli bacille*, le signe + veut dire que le *coli-bacille* ou les *bactéries putrides* ont été décelés par l'analyse.

Le signe O veut dire qu'ils n'ont pas été rencontrés.

B. ph. 100 c. c. eau = Bouillon phéniqué ensemencé avec 100 c. c. de l'eau à analyser.

+ = Ce bouillon a cultivé, s'est troublé.

O = Ce bouillon n'a pas cultivé, est resté limpide.

B. ph. 1 c. c. eau = Bouillon phéniqué, ensemencé avec 1 c. c. de l'eau à analyser.

+ = Ce bouillon a cultivé, s'est troublé.

O = Ce bouillon n'a pas cultivé, est resté limpide.

B. O. 1 c. c. eau. 30° = Bouillon stérilisé ordinaire ensemencé avec 1 c. c. de l'eau à analyser.

+ = Ce bouillon a cultivé, s'est troublé.

O = Ce bouillon n'a pas cultivé, est resté limpide.

La comparaison des résultats sera plus facile à établir en résumant ainsi l'ensemble de ces recherches.

Tableau Résumé des Recherches Bactériologiques

DATE des PRÉLÈVEMENTS	EAU BRUTE		EAU FILTRÉE	
	Nombre de germes par cc.	Recherche sur 110 cc. des espèces suspectes	Nombre de germes par cc.	Recherche sur 110 cc. des espèces suspectes
21 nov. 1905....	1498	Bactéries putrides Coli-bacille	4	Néant
27 nov. 1905....	1918	Bactéries putrides Coli-bacille	6	Néant
14 janvier 1906.	300	Bactéries putrides Coli-bacille	3	Néant
5 février 1906..	1130	Bactéries putrides Coli-bacille	2	Néant
12 février 1906..	970	Bactéries putrides Coli-bacille	3	Néant
19 février 1906..	1029	Bactéries putrides Coli-bacille	4	Néant
26 février 1906..	1481	Bactéries putrides Coli-bacille	3	Néant
5 mars 1906...	1368	Bactéries putrides Coli-bacille	5	Néant
12 mars 1906...	601 + 330 moisis.	Bactéries putrides Coli-bacille	4	Néant
19 mars 1906...	1137 + 710 moisis.	Bactéries putrides Coli-bacille	5	Néant
26 mars 1906...	138 + 157 moisis.	Bactéries putrides Coli-bacille	2	Néant
2 avril 1906....	293	Néant	4	Néant
9 avril 1906....	413	Néant	4	Néant
18 avril 1906....	304 + 2100 moisis.	Néant	5	Néant
24 avril 1906....	238	Coli-bacille	1	Néant
1er mai 1906.....	273	Coli-bacille	2	Néant
8 mai 1906.....	356	Coli-bacille	3	Néant
15 mai 1906.....	575	Bactéries putrides Coli-bacille	2	Néant

Les modifications chimiques constatées et figurant au tableau ci-dessous sont peu importantes. En effet, la constitution de l'eau traitée fait que cette dernière ne se prête pas à des manifestations épuratrices dont la mesure soit facilement appréciable par les méthodes chimiques courantes.

VILLE DE CHATEAUDUN (Eure-et-Loir)

Eau de la Fontaine Ronde avant et après Filtration

PRÉLÈVEMENTS EFFECTUÉS LE 21 NOVEMBRE 1905

ANALYSE CHIMIQUE

Tous les résultats sont exprimés en milligrammes et par litre d'eau

	AVANT FILTRATION	APRÈS FILTRATION
ÉVALUATION DE LA MATIÈRE ORGANIQUE — 1° En oxygène — Solution acide....	0.500	0.500
Solution alcaline.	0.500	0.500
2° En acide oxalique $C^2O^4H^2 + 2H^2O$ — Solution acide....	3.940	3.940
Solution alcaline.	3.940	3.940
OXYGÈNE DISSOUS — 1° En poids......	10.250	10.500
2° En volume....	7cc.166	7cc.340

Recherches générales

	AVANT FILTRATION	APRÈS FILTRATION
Azote ammoniacal	0	0
Azote albuminoïde	0	0
Nitrites	0	0
Nitrates, en AzO^3H	25.0	24.1
Acide phosphorique	0	0
Acide sulfurique, en SO^3	8.2	8.2
Chlorure de sodium, en NaCl	30.0	30.0
Chlore correspondant, en Cl	18.2	18.2

ANALYSE MINÉRALE

	AVANT FILTRATION	APRÈS FILTRATION
Résidu à 110 degrés	338.0	338.0
Résidu après calcination	310.0	310.0
Perte au rouge	28.0	28.0
Silice, en SiO^2	22.0	22.0
Chaux, en CaO	128.8	128.8
Magnésie, en MgO	10.0	10.0
Acide sulfurique, en SO^3	8.2	8.2
Chlore, en Cl	18.2	18.2

Composition probable

	AVANT FILTRATION	APRÈS FILTRATION
Silice, en SiO^2	22.0	22.0
Sulfate de chaux, en SO^4Ca	13.9	13.9
Carbonate de chaux, en CO^3Ca	200.9	200.9
Carbonate de magnésie, en CO^3Mg	21.0	21.0
Chlorure de sodium, en NaCl	30.0	30.0
Nitrate de chaux, en $[AzO^3]^2Ca$	31.3	31.3

HYDROTIMÉTRIE

	AVANT FILTRATION	APRÈS FILTRATION
Degré hydrotimétrique total	25.0	25.0
d° permanent	6.0	6.0

Le peu de matière organique et le manque complet d'ammoniaque et de nitrites avant filtration expliquent l'absence de nitrification. Les chiffres d'acide nitrique dosés avant et après doivent être considérés comme semblables, la très légère différence signalée étant en dehors des limites de sensibilité du procédé de dosage employé.

L'oxygène dissous ne subit pas d'augmentation sensible. J'insisterai néanmoins sur la prédominance en oxygène trouvée dans l'eau filtrée, car on peut constater dans les essais correspondants effectués sur les filtres à sable noyés une diminution constante de cet oxygène après la filtration. Je donnerai comme preuve à l'appui ce tableau emprunté aux Annales de l'Observatoire de Montsouris.

SURVEILLANCE DES FILTRES

Laboratoire de Saint-Maur (Eau de Marne filtrée)

Moyennes hebdomadaires du Premier Trimestre 1905

SEMAINES	QUANTITÉS D'OXYGÈNE DISSOUS	
	DANS L'EAU BRUTE	DANS L'EAU FILTRÉE
	Mmgr.	Mmgr.
15 janvier au 21 janvier	13.2	12.1
22 janvier au 28 janvier	13.2	12.3
29 janvier au 4 février	12.6	12.1
5 février au 11 février	12.5	11.5
12 février au 18 février	12.4	13.6
19 février au 25 février	12.6	12.1
26 février au 4 mars	12.5	12.5
5 mars au 11 mars	»	12.6
12 mars au 18 mars	11.1	10.8
18 mars au 25 mars	10.7	9.4
26 mars au 1ᵉʳ avril	10.2	9.0

L'étude chimique comparative des eaux brutes et filtrées par les méthodes les plus sensibles pour suivre les oscillations tributaires des phénomènes d'oxydation et de nitrification a été poursuivie du 26 mars au 15 mai : les résultats de cette étude sont résumés dans le tableau des pages 14 et 15, ils concordent avec les idées que j'ai exposées sur le rôle de l'oxygène dans ce mode d'épuration.

CONCLUSIONS

Le filtre à sable non submergé établi par la Ville de Châteaudun pour l'épuration de l'eau de source de la Fontaine Ronde a donné pendant seize semaines consécutives des résultats parfaits. Le débit a été pendant tout ce temps de 2 m. c. 4 par mètre carré de surface filtrante et par 24 heures. Il n'y a eu aucune interruption de fonctionnement et aucun colmatage. La surface du sable ne présente aucun dépôt apparent, il y a absence absolue d'algues ou de toute autre végétation. Le rendement d'épuration est infiniment supérieur à celui des filtres noyés. Il est comparable en tous points à celui fourni par les procédés de stérilisation actuellement connus.

L'eau brute qui contenait toujours des espèces putrides et le colibacille, eau suspecte indiscutablement et excellent vecteur d'épidémies futures, est devenue d'une pureté complète après la filtration.

Les recherches spéciales faites périodiquement sur 110 cc. d'eau filtrée pour déceler la présence du coli-bacille et des espèces pathogènes ont été négatives.

L'ensemencement direct de 1 cc. d'eau filtrée en bouillon non phéniqué et porté à l'étuve à 30° a souvent donné une culture nulle ou, en cas contraire, une culture faible constituée par des espèces banales.

La numération a accusé dans tous les cas une diminution de germes telle qu'il est difficile d'admettre une autre hypothèse que celle d'une stérilisation complète à un moment donné, stérilisation entachée au sein même du dispositif de collection des eaux que j'ai signalé comme insuffisant.

Devant ces résultats remarquables et très encourageants, je ferai remarquer les services que peut rendre ce procédé facile à installer et encore plus à conduire. Le bon fonctionnement ne nécessite qu'une surveillance très restreinte. Il suffit de constater journellement la bonne perméabilité des couches filtrantes en s'assurant, par un simple coup d'œil, que l'eau déversée est absorbée normalement par le sable. Il est à recommander pour les villes ne disposant pas d'eaux de sources pures et surtout pour les petites communes, privées de ressources élevées. Là surtout, les eaux sont fréquemment contaminées et souillées par la proximité des fermes, purins, lavoirs, mares, etc. De fréquents foyers typhiques éclatent, et j'ai eu par moi-même l'occasion trop fréquente de juger sur place les conditions navrantes dans lesquelles sont situées et captées leurs eaux d'alimentation.

Je compte du reste éclairer la question davantage en publiant ultérieurement des compléments de recherches beaucoup plus complètes tant sur le filtre actuel de Châteaudun que sur de nouvelles applications de ce principe.

NOTE

RELATIVE A LA DISPOSITION DES DRAINS

(Voir pages 10 & 11)

Il semble que, tout en constatant l'efficacité pratique du dispositif actuel, l'auteur attribue une importance exagérée à la disposition des drains : en effet, dans la pratique, il faudra toujours que l'eau recueillie d'une façon quelconque à la partie inférieure du filtre soit emmagasinée dans des réservoirs et quelle que soit l'origine de cette eau, il est certain que les espèces de bactéries banales y pulluleront à nouveau. Cela, du reste, est sans importance : ce qui est indispensable c'est que l'eau qui a pu arriver contaminée sur le filtre soit débarrassée de toutes ses bactéries pathogènes ou seulement même suspectes. C'est ce que l'appareil réalise d'une façon absolue.

Dans de récentes expériences MM. Miquel et Mouchet ont répandu à la surface de leurs filtres d'essai des cultures pures de bacilles coli contenant des milliards de bacilles par c. m. c. et jamais ils n'en ont retrouvé *un seul* à la sortie du filtre, ce qui indique de façon évidente que le filtre débarrasse bien l'eau de *toutes* ses bactéries et que celles que l'on rencontre à la sortie du filtre sont nées dans les drains et, par conséquent, ne peuvent présenter aucun inconvénient, ces drains étant à l'abri de toute contamination par des espèces pathogènes.

Quoi qu'il en soit il sera possible de réduire le vide inférieur de drainage en réduisant à quelques millimètres la hauteur des supports des dalles filtrantes.

Nous pensons qu'il y aurait plus d'inconvénients que d'avantages à supprimer *totalement* le vide inférieur : il ne faut pas, croyons-nous, qu'aucune partie du sable soit jamais noyée et c'est ce qui se produirait pour la couche inférieure du sable au cas où l'on supprimerait absolument ce vide.

L. B.

ANALYSES

faites au Laboratoire de Bactériologie de la Ville de Paris

Par M. le Docteur MIQUEL, Directeur

et par M. MOUCHET, Chef-Adjoint du Laboratoire

M. le Docteur Miquel, Directeur du Laboratoire de Bactériologie de la Ville de Paris et M. Mouchet, chef-adjoint de ce même Laboratoire, après avoir donné à M. L. Baudet, Maire de Châteaudun, toutes les indications nécessaires à l'installation d'un filtre à sable non submergé, ont bien voulu se charger des recherches bactériologiques nécessaires pour en contrôler le fonctionnement.

Chaque semaine, ils ont procédé à la recherche du bacille coli tant dans l'eau à filtrer que dans l'eau filtrée. Des numérations des colonies bactériennes ont été faites par leurs soins sur des échantillons prélevés sur l'eau des deux provenances.

En outre, à la date du 22 janvier, M. Mouchet a fait (de concert avec M. Dimitri, chef-adjoint du Laboratoire du Conseil supérieur d'Hygiène), des prélèvements et des ensemencements sur place.

Ce sont les résultats de ces analyses qui sont résumés dans le tableau ci-contre.

La recherche du bacille coli était faite en bouillon phéniqué : pour l'eau brute, dans six ballons ensemencés avec 1 c.c., 3 c.c., 5 c.c., 10 c.c., 20 c.c., 40 c.c., pour l'eau filtrée, dans un nombre variable de ballons ensemencés avec 40 c.c. et 25 c.c.

La numération des colonies était pratiquée sur des plaques de gélatine peptonisée dans des fioles plates de Roux ; les ensemencements portaient sur 1 c.c. d'eau brute ou filtrée.

On voit que deux fois seulement en neuf mois et sur trente-six analyses, le bacille coli est apparu dans l'eau filtrée et, chaque fois, sa présence était due à des causes étrangères au fonctionnement même du filtre, ainsi du reste que cela se trouve confirmé par le fait que les analyses du Laboratoire du Conseil supérieur d'Hygiène ne l'ont *jamais* décelé.

L'explication de ces deux défaillances qui ne sont qu'*apparentes* se trouve indiquée dans les notes jointes au tableau ci-contre.

L. B.

Analyses du Laboratoire de Bactériologie de la Ville de Paris

(Dr Miquel et M. Mouchet)

DATE des PRÉLÈVEMENTS	EAU BRUTE		EAU FILTRÉE	
	Nombre de germes par c.c.	Recherche du b.coli — B.coli *a été* trouvé dans c.c.	Nombre de germes par c.c.	Recherche du b.coli — B. coli *n'a pas été* trouvé dans c.c.
1905 19 septembre............	2370	40	163	80
29 septembre............	3785	20	36	80
3 octobre..............	8535	10	38	80
10 »	3660	20	13	80
24 »	1790	3	20	120
31 »	1800	3	19	120
7 novembre............	1965	3	6	110
14 »	3420	1	9	120
21 »	3850	3	17	105
28 »	6170	3	9	100
5 décembre............	845	20	9	240
12 »	3185	5	14	240
19 »	180	5	3	240 (2 b.coli) [4]
27 »	1690	1	3	110
1906 3 janvier	2030	5	69 [2]	115
9 »	1430	1	8	110
14 »	195	5	9	480 [3]
22 »	1685	1	14	115
28 »	660	40	11	110 (1 b.coli) [4]
6 février..............	165	40	8	110
12 »	1560	3	41	110
19 »	310	40	10	105
28 »	1300	5	16	105
5 mars..............	370	1	14	105
13 »	10035	5	18	105
19 »	790	3	22	105
26 »	215	o b.c. dans 80 c.c.	18	105
4 avril..............	400	o » » 80 c.c.	6	105
10 »	630	o » » 80 c.c.	27	105
18 »	870	o » » 80 c.c.	14	105
24 »	610	10	14	105
1er mai......	1230	10	7	105
8 »	490	5	11	105
15 »	1475	5	7	105
22 »	200	40	10	105
29 »	745	o b.c. dans 80 c.c.	8	105

(1) La présence de 2 b. coli a paru d'autant plus surprenante dans cette analyse que le degré d'épuration de l'eau semblait plus parfait. Le chiffre de 3 colonies par c.c. trouvées dans l'eau filtrée est, en effet, extrêmement faible. M. le Dr Miquel pense qu'il a pu y avoir erreur de manipulation.

(2) Ce chiffre élevé s'explique par une réfrigération insuffisante des échantillons.

(3) Pour cette analyse, les ensemencements ont été faits *sur place*.

(4) Une petite enquête a démontré que la présence de ce b. coli devait être attribuée à une faute commise lors du prélèvement des échantillons.

Lettre de M. le Maire de Châteaudun

Le Maire de Châteaudun

à Monsieur le Préfet d'Eure-et-Loir,

Je vous ai transmis il y a quelques mois déjà le projet complet d'une seconde canalisation d'eau alimentaire pour la Ville de Châteaudun.

Vous avez bien voulu soumettre cette affaire à l'examen du Conseil d'hygiène départemental.

Celui-ci, tout en donnant un avis favorable à ce projet, en avait fait ressortir les inconvénients et avait exprimé l'opinion qu'une solution autre qui permettrait de ne distribuer qu'une seule sorte d'eau, serait préférable à tous points de vue. L'administration municipale de Châteaudun était absolument de cet avis, mais elle avait dû céder dans l'établissement du premier projet, au désir du conseil municipal qui souhaitait de voir utiliser l'eau excellente fournie par un puits artésien dont les travaux avaient été entrepris et terminés depuis plusieurs années déjà.

C'est dans ces conditions que la municipalité s'était ralliée, un peu malgré elle, à ce projet de double canalisation, et, tout en l'établissant, elle demandait au Conseil Municipal une autorisation d'entreprendre une expérience sur un nouveau système de filtre à sable qui lui a été signalé comme donnant de bons résultats par M. le docteur Miquel, directeur du Laboratoire de bactériologie de la Ville de Paris.

Et c'est conformément à ses indications que, dans les premiers mois de l'année 1905, un filtre a été établi dans l'usine des Grands-Moulins à Châteaudun.

Cet appareil consiste en une cuve de ciment armé dont les dimensions intérieures sont les suivantes : longueur 4 m., largeur 4 m., profondeur, 1 m. 30.

A la partie inférieure de cette cuve ont été disposées des dalles de béton de ciment maigre soutenues par des briques placées sur le fond ; par dessus ces dalles a été entassée une épaisse couche de sable fin de Fontainebleau.

Le filtre ainsi constitué a une surface de 16 mq. et l'eau y est répandue à raison de 2 m. c. 400 par mq. et par 24 heures. Cet épandage est rendu aussi régulier que possible dans sa répartition par des tubes de diverses formes. Après quelques tâtonnements et après quelques accidents sur lesquels il est inutile que je m'étende, l'appareil a fonctionné depuis le mois de Septembre dernier et à partir de cette époque, des analyses hebdomadaires ont été pratiquées par le Laboratoire de bactériologie de la Ville de Paris et à d'autres dates par le Laboratoire du Comité consultatif d'hygiène de France et par le Laboratoire militaire du Val-de-Grâce. Ce sont ces analyses que je vous serai reconnaissant de bien vouloir soumettre à l'examen du Conseil d'hygiène du département afin de connaître l'opinion de cette assemblée sur la possibilité d'étendre le système dont il s'agit de façon à alimenter en eau potable toute la ville de Châteaudun.

Il est nécessaire cependant que je joigne à cette lettre quelques observations sur ces analyses mêmes.

En ce qui concerne les analyses du Dr Miquel, vous verrez que le nombre de colonies trouvé dans l'eau filtrée décroît presque d'une façon continue depuis le début du fonctionnement du filtre et que ce nombre ne présente que très peu de rapport avec celui des colonies trouvées dans l'eau brute. Les raisons qui font que ce nombre est aussi considérable au début du fonctionnement du filtre sont de diverses natures. Le Dr Miquel pense (et ses récentes expériences confirment cette manière de voir) qu'un pareil filtre ne fonctionne d'une façon satisfaisante que lorsqu'un lavage prolongé a entraîné toutes les matières qui, dans le sable, pouvaient servir d'aliment aux microorganismes. Cette constance dans l'abaissement du chiffre des colonies se trouve interrompue par les résultats de l'analyse du 3 janvier, mais, comme l'indique d'ailleurs une note, le fait provient de ce que la réfrigération des échantillons s'est trouvée ce jour là insuffisante, ce qui a été la cause de la pullulation des germes.

Enfin, et ceci est le point le plus important, le b. coli qui se rencontre d'une façon constante dans l'eau non filtrée n'a été décelé par aucune des analyses effectuées, à l'exception toutefois de celle du 19 décembre où 2 b. coli ont été rencontrés (la recherche étant faite dans 240 c.m.c. d'eau.) Il y a lieu de faire une réserve en ce qui concerne cette analyse, car M. le Dr Miquel pense que le fait que ce jour là même le nombre des colonies contenues dans l'eau filtrée s'est trouvé réduit à 3 et que M. le chef du laboratoire habituellement chargé de ces recherches était absent pour son service militaire, pourrait bien avoir été l'occasion d'une erreur de manipulation.

En ce qui concerne les analyses du Laboratoire du Val-de-Grâce, trois du 11 octobre, 28 novembre et 17 décembre sont très favorables, tandis que les analyses des 27 octobre et 27 novembre se trouvent en contradiction absolue et avec les analyses précédentes du Val-de-Grâce et avec celles des deux autres laboratoires. Je les ai discutées avec la direction du service de Santé dans deux lettres dont je vous joins la copie dans ce petit dossier.

Les objections que j'ai faites ont été acceptées par M. le Dr Simonnin qui a, au Ministère de la Guerre, la direction de toutes les affaires qui concernent le service des eaux et ces analyses ont été considérées comme devant être annulées. Je les ai jointes néanmoins au présent dossier afin qu'aucun reproche d'inexactitude ne puisse m'être fait.

Je vous adresse également un exemplaire du premier fascicule de l'année 1905 des *Annales de l'Observatoire Municipal;* vous trouverez, à la page 60, une note de MM. Miquel et Mouchet sur ce mode d'épuration des eaux par les filtres à sable non submergé et à la page 79 une figure représentant le filtre d'expérience du Dr Miquel. Le filtre de Châteaudun en diffère, d'abord par ses dimensions, puis par la suppression de tous les matériaux de drainage de la partie inférieure qui sont remplacés par la dalle en béton maigre de ciment dont j'ai parlé au début de cette note et aussi par l'absence de sable grossier à la partie supérieure ; enfin la limpidité de l'eau a rendu inutile le préfiltre qui surmonte l'appareil de laboratoire du Dr Miquel.

L'avantage que présentera l'adoption de cet appareil résidera surtout dans le peu d'élévation des frais d'exploitation, en effet ceux-ci se réduisent à la dépense nécessaire pour élever l'eau au niveau de la surface du filtre. Quant aux frais d'entretien du filtre lui-même, ils semblent devoir être extrêmement faibles car, là, nous n'avons pas à craindre de colmatage proprement dit, peut-être seulement quelques durcissements de la surface du sable fin, mais il suffirait d'en enlever une très faible épaisseur pour la remplacer par du sable neuf et l'appareil serait en état de fonctionner de nouveau sans autres précautions.

Encore faut-il ajouter que depuis bientôt 6 mois de fonctionnement aucune trace de ces durcissements de la surface n'a encore apparu et je crois que l'état de saturation de l'air dans le local contenant cet appareil s'opposera à cet inconvénient d'une façon efficace par la diminution de l'évaporation possible. C'est en présence, d'une part, des bons résultats que nos expériences nous ont donnés, d'autre part, de la certitude de l'économie que nous procurera ce procédé sur tous ceux qui auraient pu être employés (ozonisation, traitement au ferrochlore, etc.), que nous nous sommes décidés pour l'application de la filtration par le sable non submergé dont je viens de vous exposer les avantages et c'est aussi pourquoi je serais heureux que le Conseil d'hygiène départemental voulût bien en faire une étude spéciale.

Je vous serais reconnaissant, Monsieur le Préfet, de m'en faire connaître les résultats aussitôt qu'il vous sera possible.

Veuillez agréer l'assurance de ma considération la plus distinguée.

L. BAUDET.

Procédé de Filtration de l'Eau par le Filtre non submergé

A CHATEAUDUN

AVIS DU CONSEIL

La Ville de Châteaudun demande l'avis du Conseil d'hygiène sur le procédé de filtration de l'eau par le sable non submergé, qu'elle a établi à titre d'expérience dans son usine des Grands-Moulins.

Ce procédé préconisé par M. le Docteur Miquel, directeur des Services micrographiques à l'Observatoire de Montsouris, se recommande par une constance absolue de l'épuration et par un défaut de fragilité qui augmente considérablement la sécurité.

Le principe de ce procédé consiste à faire couler l'eau très lentement sur une couche de sable fin dont la surface est toujours au contact de l'air, c'est en résumé, pour ainsi dire, la filtration par le procédé de la nature.

Le Docteur Miquel a établi des filtres d'expérience de 1/2 m. c. de surface et d'une profondeur de 1 m 60 formés en partant de la base de :

1° Un drainage en briques de 0,16 d'épaisseur.
2° Une couche de gros graviers de 0,17.
3° Une couche de petits graviers de 0,17.
4° Une couche de gros sable de 0,10.
5° Une masse de sable de Fontainebleau de 0,95.
6° Une couche superficielle de sable moyen de 0,05.

Cette dernière couche relevée sur la périphérie pour que l'eau n'ait pas tendance à suivre simplement les parois du bassin.

L'eau est amenée en pluie sur l'appareil.

La Ville de Châteaudun installa son filtre d'expérience sur des données plus vastes 4. m. $\times$ 4 m., soit 16 m.² de surface, et une profondeur de 1 m. 30 ; l'eau y est répandue à raison de 2 m. 40 par m² et par 24 heures. Il fonctionne depuis le mois de septembre et de nombreux prélèvements ont été faits pour être soumis à l'analyse, soit au Laboratoire de Bactériologie de la Ville de Paris, soit au Comité consultatif d'Hygiène de France, soit au Laboratoire militaire du Val-de-Grâce.

De nombreux résultats d'analyses sont joints au dossier.

Les résultats semblent très bons ; l'eau, quel que soit son degré de contamination, est amenée à un degré de pureté très satisfaisant. En général, nous avons là, conclut M. Garola, un procédé précieux d'épuration applicable à tous les cas, et très recommandable surtout pour les villages et les fermes. Au point de vue économique, ce procédé a l'immense avantage de n'être pas très coûteux de premier établissement, et surtout de n'exiger que peu de dépenses d'entretien.

M. le Docteur Maunoury estime que ce procédé, fort intéressant pour les petites installations, devient au contraire coûteux pour une grosse agglomération, à cause de sa lenteur de filtration et l'énorme espace qu'il nécessite. Au reste, le chiffre de 2 m³ 40 par m² et par 24 heures est déjà un progrès, car on tablait au début sur 1 m. 000 à 1 m. 500 seulement par mètre carré de filtre.

Le nettoyage est lui-même considérable, car il nécessite le coltinage de la masse de sable et son lavage à grande eau avant d'être remis en service. La nécessité d'un préfiltre s'impose parfois. La tendance actuelle est du reste le filtre à grand débit et à surface par conséquent réduite. Dans ce sens, ce filtre ne lui semble pas marquer un progrès sensible dans l'évolution de la question d'épuration complète de l'eau. Le Docteur Miquel, savant précis et consciencieux, avoue lui-même être en période de recherches et d'essais.

M. Garola insiste sur ce que, à son point de vue, la filtration lente par ce procédé mérite cependant qu'on prolonge l'étude et lui semble propre à rendre de grands services dans les petites installations.

M. Lhuillier, rapporteur de la Commission, conclut que ce projet fort intéressant en est encore à la période d'essais, de l'aveu de son auteur lui-même, que les résultats excessivement encourageants semblent démontrer les qualités de ce mode de filtration, qu'il est très possible d'admettre comme erronés les résultats des analyses des 27 Octobre, 15 Novembre 1905, faites par le Service militaire, ces résultats pouvant provenir de fautes de stérilisation des flacons ou d'expéditions défectueuses d'échantillons, mais que l'expérience faite à Châteaudun ne paraît ni suffisamment concluante, ni suffisamment prolongée, pour que la Commission puisse proposer au Conseil de donner dès ce jour un avis ferme sur le procédé.

Se ralliant à l'avis de la Commission, le Conseil ajourne son avis sur la question et émet le vœu que la Ville de Châteaudun continue ses essais et envoie, aussi souvent que possible, aux mêmes dates, des échantillons prélevés à la même heure, de la même façon, expédiés avec les mêmes précautions à deux ou trois Laboratoires différents.

Pour extrait conforme :
Le Conseiller de Préfecture,
Signé : HUET

Pour copie conforme :
Le Sous-Préfet,
H. DELFINI

NOTE

en Réponse à l'Avis du Conseil Départemental d'Hygiène

M. le Docteur Maunoury estime que ce procédé est coûteux pour une grosse agglomération urbaine, à cause de la lenteur de filtration et de l'énorme espace qu'il nécessite.

Une telle observation surprend de la part de M. le Docteur Maunoury : en effet, la rapidité de filtration est égale, dans ce procédé, à celle des bassins filtrants ordinaires, or on sait que Londres, une partie de Paris, beaucoup de villes américaines et la plupart des villes d'Allemagne sont alimentées par de semblables bassins.

De plus, le coût d'établissement des filtres non submergés est sensiblement moindre que celui des bassins filtrants submergés.

Le prix des terrains n'intervient, en général, que pour une somme relativement faible dans toutes les installations et, ce sont généralement les machines, réservoirs et autres appareils qui sont bien plus coûteux que le terrain lui-même.

Si cette question d'achat de terrains était si importante, comment expliquerait-on que la Ville de Paris et d'autres très grandes villes aient adopté et construisent en ce moment même des bassins filtrants ?

M. le Docteur Maunoury s'étend ensuite sur le nettoyage de ce filtre.

Cette observation de M. le Docteur Maunoury prouve qu'il n'est pas très au courant du fonctionnement et des qualités de ce nouvel appareil qui ne doit jamais être nettoyé. Il n'y a donc à prévoir ni manipulation ni lavage de sable.

Le léger colmatage ou plutôt la carbonatation qui peut se produire par suite d'évaporation à la surface, ne nécessite qu'un grattage léger sur un ou deux centimètres et le remplacement de la tranche de sable ainsi enlevée.

Depuis dix mois que ce filtre est en expérience à Châteaudun, il n'a nécessité ni subi aucune manipulation.

Des filtres d'expérience en observation depuis trois ans dans le laboratoire du Docteur Miquel n'ont jamais été ni changés de sable ni nettoyés (sinon à la surface, comme je le dis plus haut) et les résultats en sont toujours aussi bons et même meilleurs qu'au début.

La question du préfiltre dont parle M. le Docteur Maunoury ne se pose pas à Châteaudun : mais M. le Docteur Maunoury sait très bien que la préfiltration est nécessaire pour certaines eaux quel que soit le mode de purification adopté. On ne peut donc voir là une cause d'infériorité pour le procédé dont il s'agit.

La tendance actuelle est, dit M. le Docteur Maunoury, le filtre à grand débit. Par quel appareil s'est donc manifesté une pareille tendance ?

Mais il y a mieux : dans certaines conditions de grosseur de grain du sable employé, MM. le Docteur Miquel et Mouchet ont reconnu qu'il était possible de faire passer jusqu'à 5 mc. par mètre carré et par 24 heures dans un filtre à sable non submergé et, cela, sans nuire en rien à ses qualités purificatrices.

De telle sorte qu'il suffirait de 200 mq. de surface de filtre pour purifier 1.000 m.c. d'eau.

Si l'on veut considérer que les seuls frais d'exploitation sont ceux de l'élévation de l'eau à deux ou trois mètres de hauteur, on peut se demander quel procédé plus économique peut bien exister pour atteindre un pareil résultat.

Aux observations de M. Lhuillier, je réponds en apportant aujourd'hui la note de M. Dimitri.

Quel est donc le procédé qui, ayant derrière lui trois années d'expériences de laboratoire, soumis ensuite à neuf mois d'expérience industrielle, contrôlée par des analyses hebdomadaires, faites en double dans deux laboratoires aussi bien outillés, aussi bien dirigés que le laboratoire de bactériologie de la Ville de Paris et le laboratoire du Comité consultatif d'hygiène de France, quel est donc le procédé qui a donné des résultats aussi constants et je dirai aussi concluants?

Des analyses du laboratoire du Comité consultatif d'hygiène de France, il résulte que le degré de purification obtenu à Châteaudun est au moins égal (sinon supérieur) à celui qu'a donné le procédé par l'ozone.

Encore faut-il ajouter que ce dernier procédé n'a jamais été soumis à un contrôle aussi rigoureux que le procédé de filtration mis en essai à Châteaudun.

Quant au prix d'installation, je dois en dire un mot, puisque la question a été soulevée par M. le Docteur Maunoury.

En adoptant le chiffre de vitesse de deux mètres cubes et demi par mètre carré et par vingt-quatre heures, voici le prix d'une installation de 75o mètres cubes telle qu'on se propose de la réaliser à Châteaudun.

DEVIS

Un réservoir supérieur de 200 m. c. destiné à assurer la régularité de l'écoulement et à permettre une marche intermittente des appareils élévatoires.

Deux réservoirs inférieurs de 100 m. c. chacun, ayant la même destination et servant de bassins de puisage.

Quatre rangées ou lignes de filtres, de 24 mètres de longueur chacune, sur 3 mètres de largeur, divisés en 24 compartiments afin de permettre une vérification isolée, une mise en service partielle ou totale.

Le tout couvert en partie par le réservoir supérieur et par une toiture en tuiles de grès avec chevronnage sapin peint au carbonyle de façon à assurer l'obscurité et à mettre les filtres à l'abri.

Les réservoirs et filtres en ciment armé..................	22.400 fr.
400 m. c. de sable de Loire (mis en place) à 9 fr. le m. c...	3.600 fr.
Canalisations et ajutages de distribution..................	5.000 fr.
Dalles filtrantes supportant le sable....................	1.000 fr.
Pompe rotative élevant l'eau à 4 mètres de hauteur (compris installation et transmission)..............	5.000 fr.
	37.000 fr.
Honoraires d'architecte (4 %) et imprévu	4.000 fr.
	41.000 fr.

Contrairement à l'opinion de M. le Docteur Maunoury, une installation plus importante coûterait proportionnellement moins cher, les réservoirs devenant presque inutiles, et les frais accessoires de pompes et installation ne croissant pas dans les mêmes conditions.

De telle sorte que, en adoptant les mêmes chiffres et en les multipliant par six pour un débit de 6.000 m. c. par 24 heures, on n'arriverait encore qu'à 240.000 fr. de frais de premier établissement, chiffre que M. le Docteur Maunoury *ne pourra pas* trouver exagéré.

Quant aux frais d'exploitation, ils se réduisent à la petite surveillance dont parle M. Dimitri dans son mémoire et à l'élévation de l'eau à 3 ou 4 mètres de hauteur soit pour 750 m. c. un cheval vapeur environ.

Au total, en évaluant à 3.000 fr. les frais d'exploitation d'une installation de 750 m. c. par 24 heures, nous sommes très largement au-dessus de la vérité.

Et M. le docteur Maunoury ne pourra pas ne pas convenir que ces frais sont de beaucoup inférieurs à ceux de tous les autres systèmes qu'il a pu étudier.

C'est pourquoi nous croyons que, mis en présence de ces chiffres nouveaux, de ces analyses nouvelles, des appréciations contenues dans le mémoire du Chef adjoint du Laboratoire du Conseil supérieur d'Hygiène, le Conseil départemental d'Hygiène voudra bien se décider à donner un avis sur un procédé longuement, sérieusement étudié par des gens aussi compétents que MM. Miquel, Mouchet et Dimitri, destiné dans l'avenir à rendre les plus grands services et peut-être à se substituer à tous les procédés de stérilisation chimique.

L. Baudet.

Nous croyons devoir donner, à titre de renseignement, la liste des analyses qui ont été faites au cours de ces dernières années par le Laboratoire du Comité consultatif d'Hygiène de France sur des échantillons d'eau provenant de diverses localités d'Eure-et-Loir.

EURE-ET-LOIR

BREZOLLES. — Puits au Petit-Chêne. - Mauvaise.

BREZOLLES. — Puits Usine David. - Mauvaise.

CHARTRES. — Fontaine Bouillant. - Très médiocre.

CHARTRES. — Puits de la Carrière. - Médiocre.

CHARTRES. — Eau de l'Eure. - Très mauvaise.

CHARTRES. — Fontaine Saint-André. - Très mauvaise.

CHARTRES. — Réservoir des Capucins avant filtre. - Très mauvaise.

CHARTRES. — Réservoir des Capucins, filtrée. - Très mauvaise.

CHARTRES. — Eure au Pont du Chemin de Fer. - Très mauvaise.

ASILE D'ALIGRE. — Puits Josaphat. - Qualité suffisante.

ASILE D'ALIGRE. — Source. - Mauvaise.

CHATEAUDUN. — Fontaine Ronde (13 avril 1892). - Bonne, 125 germes, pas de coli.

CHATEAUDUN. — Fontaine du Château (13 avril 1892). - Mauvaise.

CHATEAUDUN. — Source du Fonteny (24 janvier 1898). - Bonne.

CHATELLIERS-NOTRE-DAME. — Puits. - Bonne.

CHERISY. — Forage de la Noë à 5ᵐ5o. - Mauvaise.

CHERISY. — Puits du Petit-Cherisy. - Bonne.

CLÉVILLIERS. — Puits à 45ᵐ. — Mauvaise.

CLÉVILLIERS. — Puits Brequeille. — Mauvaise.

CLÉVILLIERS. — Puits C. - Mauvaise.

COURVILLE. — Puits. - Très mauvaise.

ILLIERS. — Source. - Bonne.

LEVESVILLE-LA-CHENARD. — Puits. - Mauvaise.

LEVESVILLE-LA-CHENARD. — Puits. - Mauvaise.

NOGENT-LE-ROI. — Puits de l'Aumône. - Mauvaise.

ROUVRAY-SAINT-DENIS. — Puits. - Mauvaise.

ROUVRAY-SAINT-DENIS. — Puits. - Mauvaise.

SENONCHES. — Source. - Bonne.

VOVES. —

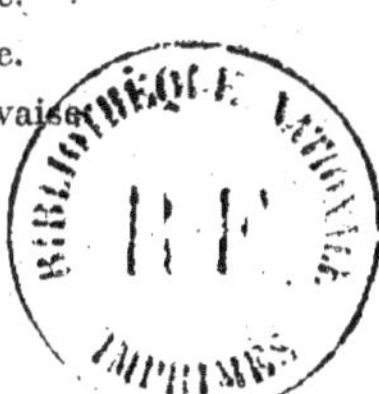

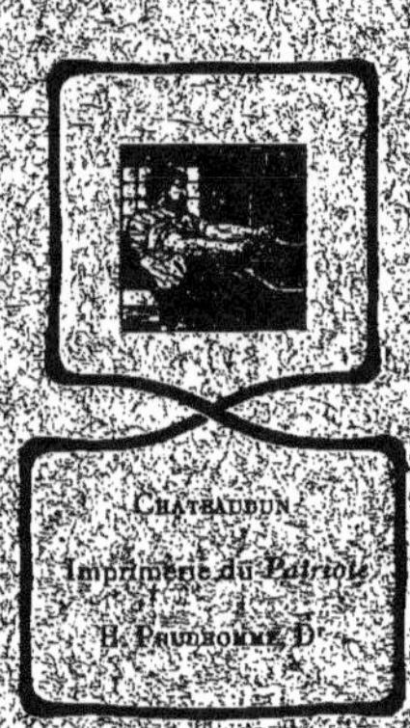

CHÂTEAUDUN

Imprimerie du *Patriote*

H. PRUDHOMME, D[r]